AF262457

CONSIDÉRATIONS

SUR LE

Choléra-Morbus

SPASMODIQUE,

Par H.-G.-P.-M.-A. Olinet,

DOCTEUR EN MÉDECINE,

Membre des Sociétés Médicales d'émulation de Paris et de Marseille,

Médecin du bureau de charité du 5e arrondissement, membre et secrétaire de la Commission sanitaire du quartier de la Porte Saint-Martin.

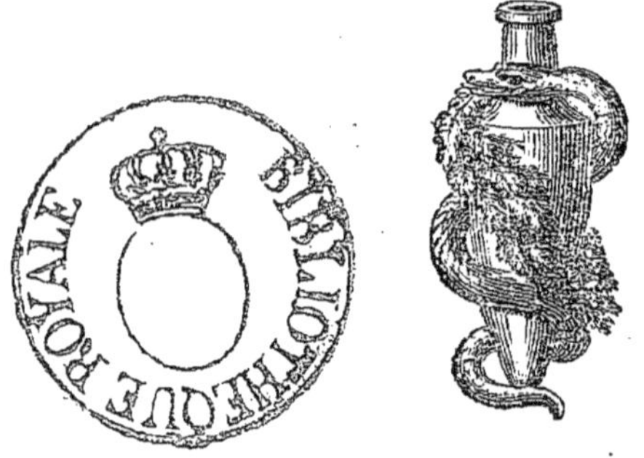

PARIS,

CHEZ BAILLIÈRE, LIBRAIRE,

PRÈS LA PLACE DE L'ÉCOLE DE MÉDECINE.

1832.

IMPRIMERIE DE CARPENTIER-MÉRICOURT,
Rue Traînée, n. 15, près Saint-Eustache.

AUX MANES

DU

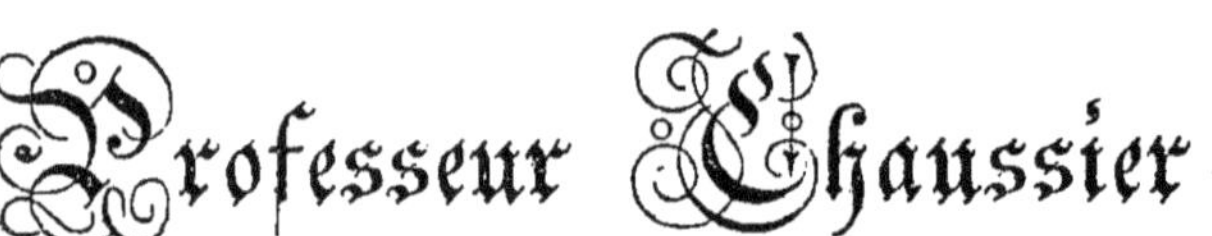

Mon illustre Maître,

VÉNÉRATION ET RECONNAISSANCE,

H.-G.-P.-M.A. OLINET.

La théorie que je publie aujourd'hui sur le
Choléra-Morbus, est le résultat de faits nom-
breux que ma fournis ma pratique. J'ai dit que
je n'avais pas perdu un seul malade, et cepen-
dant j'ai donné des soins à plus de quatre cents
cholériques. Tous n'étaient pas gravement af-
fectés ; mais, sur ce nombre, soixante l'étaient
assez pour me déterminer à suivre rigoureuse-
ment le traitement que j'indique, et tous ont
été sauvés. Néanmoins je pense que si le Choléra est arrivé au point que je désigne sous le
nom de deuxième variété du second degré, je
pense, dis-je, que dans ce cas la mort est
inévitable, mais qu'il faut toujours faire usage
du feu, le répétant, comme je l'ai fait, une ou
deux heures après.

Ce mémoire, écrit à la hâte, recevra plus
tard des développemens nécessaires ; mais de
nombreuses occupations ne me laissant pas le

temps de le faire, je le soumets tel qu'il est à mes juges les médecins, persuadé que leur suffrage confirmera tout ce que j'avance, parce que ce qui est vrai pour moi le sera pour tous, et que j'aurai le premier indiqué et la véritable nature de la maladie qui nous accable, et la médication convenable pour la combattre avec l'assurance d'un succès certain..

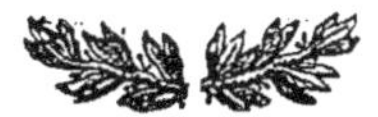

CONSIDÉRATIONS

SUR LE

CHOLÉRA-MORBUS

SPASMODIQUE.

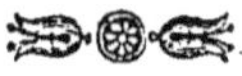

1° Le Choléra morbus est une névrose aiguë. Il est épidémique et non contagieux.

2° Comme toutes les maladies aiguës, il parcourt successivement ses trois périodes, *invasion, accroissement* et *déclin.*

3° La première période ne manque *jamais*; sa durée est très-variable; quelquefois elle persiste trois à quatre jours; le plus souvent elle est de 24, 12 ou 6 heures.

4° La période d'accroissement doit être divisée en deux degrés. Cette division est non-seulement favorable pour étudier la maladie, mais très-avantageuse pour établir le diagnostic et fixer le traitement.

5° La période de déclin s'accompagne de phénomènes qui annoncent l'heureuse terminaison de cette maladie. Il est nécessaire de faire connaître ces phénomènes afin de ne pas porter un faux pronostic.

6° Pour comprendre ce qui va suivre, il importe

de ne pas perdre de vue que deux fonctions vitales commencent avec l'animation du nouvel être qui doit perpétuer l'espèce, et une troisième au moment où il entre dans la vie. Les deux premières sont l'*innervation* et la *circulation;* la dernière est la *respiration*. Aucune de ces importantes fonctions ne peut être interrompue au-delà d'un terme très-court, mais indéterminé, sans une perturbation plus ou moins grave de tout l'organisme. Leur suspension complète entraîne la mort.

7° Le Choléra-morbus frappant l'une d'elles, l'innervation, il en résulte de suite un trouble général dans toutes les fonctions que les malades désignent sous le nom de malaise; malaise qu'ils n'ont jamais ressenti dans aucune indisposition, pas même dans l'asphixie produite par le charbon, ou toute autre cause.

8° Le trouble des fonctions n'aurait pas des suites aussi graves si l'hématose n'était pas aussi indispensable à la vie, mais n'ayant pas lieu, ou ne se faisant que d'une manière très-imparfaite, chaque battement du cœur ne peut envoyer qu'un sang incapable de servir à la nutrition de tous les organes, et bientôt ceux-ci ne peuvent plus remplir leurs fonctions. Aussi toutes sont altérées; cette altération est plus marquée à l'égard de la peau et de la membrane digestive.

9° Tout ce qui précède est incontestable. Tous les phénomènes du Choléra le démontrent jusqu'à la dernière évidence. Dans cette maladie c'est donc l'innervation qui est le siége de la lésion morbide, et toutes les théories proposées jusqu'ici sont fausses, uniquement établies qu'elles sont sur quelques-uns des phénomènes, qui sont à la maladie ce que l'ombre est au corps ; et de même qu'en courant après l'ombre il est impossible d'atteindre le corps, de même en basant un traitement sur les phénomènes il est difficile de réussir, pour ne pas dire impossible.

10° Comme l'innervation est d'abord diminuée, ensuite détruite, il s'ensuit que pour guérir. il faut dans le premier cas la ramener successivement à son état normal, afin de prévenir le second qui est toujours suivi de la mort. Pour remplir cette indication, employer de suite les excitans et les stimulans diffusibles. Si malgré leur usage, la maladie s'aggrave, recourir à l'emploi du cautère actuel.

11° Lorsque le Choléra n'est pas très-grave et qu'il ne fait que commencer, une simple infusion de thé, de mélisse, etc., aiguisée par un peu d'eau-de-vie, de rhum, et bue chaude, le malade étant bien couvert, suffit pour déterminer une diaphorêse considérable, et faire cesser le froid, même intense. A mesure que la sueur coule, le malade se sent de plus en plus soulagé ; bientôt il n'éprouve plus qu'une extrême faiblesse et présente une maigreur assez remarquable.

12° Mais, si dès le début, ou ce qui est le plus ordinaire, le malade n'ayant pas réclamé de secours, le Choléra présente plus de gravité, tel que le froid glacial, la maigreur et la figure grippée, la faiblesse extrême, même l'absence du pouls et de la voix, la coloration violacée de la peau, des extrémités surtout, les crampes ; dans cette circonstance, le péril est proche, tout retard est funeste, et l'ignorance ou la pusillanimité du médecin cause la mort du malade. Il faut donc recourir à l'énergique stimulation du cautère actuel.

13° L'emploi de ce moyen exige des précautions. La médecine doit être salutaire sans être barbare, et éviter au malade des douleurs inutiles. Recouvrir le rachis d'une bandelette mouillée d'eau, et dessus promener légèrement et plusieurs fois de suite de chaque côté de la colonne vertébrale un cautère rougi à blanc. A la hauteur des vertèbres lombaires, produire deux légères excoriations ; les faire également, mais moins fortes à la hauteur de la première vertèbre dorsale. Le médecin seul peut reconnaître la nécessité de ce moyen.

14° A peine l'opération est terminée que le malade, même déjà cadavérisé, se ranime, la figure cesse d'être altérée, l'expression des yeux surtout n'est plus la même, les vomissemens, s'ils existent, cessent, la diarrhée diminue et disparaît, les crampes s'éteignent et ne reviennent plus, les urines reparaissent, et le Choléra n'est bientôt qu'une maladie ordinaire, d'une guérison plus assurée que toutes les autres affections aiguës.

15° C'est alors seulement que la médication doit subir des modifications, et, chose remarquable, les organes repoussent les stimulans qu'ils supportaient si facilement, quelquefois même il devient nécessaire de traiter l'irritation qui se manifeste à l'estomac, beaucoup plus rarement ailleurs.

16° Je regarde tous les autres modes de traitement proposés et suivis jusqu'ici comme n'étant nullement en rapport avec la nature de la maladie, et quelques-uns même de ces moyens comme essentiellement nuisibles. En suivant avec attention les résultats obtenus, il est facile de se convaincre de ce que j'avance, et d'expliquer la versatilité des méthodes de traitement des praticiens.

17° Ainsi, par exemple, je proscris comme nuibles les frictions fortes, sèches ou stimulantes faites sur les membres froids et engourdis. Par ce moyen le sang est refoulé des membres vers l'intérieur, et le cœur, déjà trop faible, ne peut s'en débarrasser. Il en est de même de l'opium et de ses préparations; il augmente la torpeur déjà trop grande, et active la congestion cérébrale. En proposant l'oxigène comme capable de décarboniser le sang, on oublie que ce n'est pas ce gaz qui manque dans l'air atmosphérique que nous respirons, que la respiration se fait toujours, mais que c'est *l'action vitale qui manque à la fonction respiratoire*. C'est donc exclusivement cette *action vitale qu'il faut stimuler*, ce que l'on est bien éloigné de faire en agissant loin du centre de la vie. Comme le froid extérieur est nuisible à l'innervation, il est très-avantageux d'envelopper le malade d'étoffes de laine.

18º Les évacuations sanguines, locales ou générales, au début du Choléra-morbus, conviennent très-rarement; au deuxième jamais; dans la convalescence, quelquefois. Je les regarde donc à peu près comme toujours nuisibles. Je les ai vu employer avec un désavantage très-marqué.

19º Les autres moyens thérapeutiques prescrits dans l'intention de modifier les secrétions muqueuses sont également à rejeter, au moins comme inutiles. L'innervation agissant de nouveau, est bien plus puissante, et ces fonctions se bonifient promptement.

20º Telle est la théorie que je propose du Choléra-morbus qui nous dévore. Par elle tous les phénomènes s'expliquent aisément, et la médication que je suis est justifiée par d'éclatans succès et aucun revers. Néanmoins je ne prétends pas que tous les cholériques guériront. En décrivant cette maladie, j'indiquerai les signes qui annoncent une mort inévitable, et développerai ma pensée sur cette meurtrière maladie.

21° Je ne terminerai point ce résumé sans déplorer l'erreur des Médecins qui ne reconnaissent comme cholériques que les malades atteints au deuxième degré. Cette erreur est fatale, parce qu'au début le Choléra-morbus est toujours facile à guérir; et bien que les malades puissent offrir des signes d'irritation, cette irritation, si elle existe, se guérit facilement par les stimulans; la sueur devient excessive, et la convalescence se déclare.

22° D'après ce qui précède, il est constant que je n'admets nullement les opinions émises jusqu'ici sur la nature du Choléra. Soit que l'on regarde cette maladie comme le résultat d'une phlegmasie des organes gastro-intestinaux, des nerfs ganglionaires, etc., pour moi, je le répète, c'est une névrose qui frappe exclusivement l'innervation, ce que plus tard je démontrerai. L'énergique stimulant que je recommande ne doit pas être employé par des mains ignorantes, il est au contraire nécessaire que ce soit un Médecin bien pénétré de son résultat qui en fasse usage. Trop fort il devient très-nuisible, trop léger il est sans résultat.

23° Bien que le traitement que je propose soit simple et extrêmement facile à prescrire, le charlatanisme ou l'ignorance ne l'exécuteront qu'avec désavantage pour les malades ; c'est le Médecin seul qui doit en suivre l'exécution, et faire le choix des excitans qui conviennent mieux, soit au degré de la maladie, soit à l'idiosmérosie du malade. Ainsi, par exemple, rarement je prescris l'infusion de menthe, et dans les potions stimulantes que je fais boire, lorsque le Choléra-morbus est assez grave, je proscris l'éther comme essentiellement nuisible.

24° Je viens de dire que l'éther était nuisible ; il m'a paru déterminer une excitation beaucoup trop forte ; et comme il est de la plus grande importance de ne pas épuiser l'innervation, en quelques instans il est convenable de choisir les stimulans dont l'action est moins énergique. J'insiste sur cette remarque, parce que beaucoup de Médecins, dans l'intention de déterminer ce qu'ils appellent la réaction, agissent ainsi, et qu'ils produisent bien un éclair de vie, mais qui bientôt disparaît et fait place à la mort. C'est ce qui fait que l'électricité et le galvanisme n'ont eu aucun succès; c'est par la même raison que le froid employé à l'extérieur ou à l'intérieur ne convient pas davantage.

25° J'ai dit que dans le Choléra-morbus léger une simple infusion de mélisse et de thé, aiguisée par un peu d'eau-de-vie ou de rhum (un petit verre à liqueur), suffisait et déterminait une sueur abondante, suivie promptement de la guérison; que dans le deuxième degré, marqué par une prostration très-grande, la figure grippée, l'excavation des yeux, la petitesse de la voix, la faiblesse extrême du pouls, le froid des extrémités et leur lividité, une sueur abondante mais froide, les crampes, la diarrhée et les vomissemens, dans ce cas dis-je, il faut y joindre le cautère actuel, essuyer le corps du malade, le changer de linge, le couvrir de couvertures; à l'intérieur, une potion avec l'eau de menthe, de mélisse, l'acétate d'ammoniaque à la dose d'un scrupule à un gros. Alors, les phénomènes que j'ai signalés arrivent successivement, le pouls radical prend plus de développement, quoique l'artère reste toujours molle, la sueur devient chaude, la langue s'humecte, perd de sa coloration oléatre, finit par devenir rosée, et le cholérique est sauvé. Il faut encore continuer le même moyen à l'intérieur, mais

avec une extrême précaution, ayant soin d'en di-
minuer successivement les doses, sans quoi une
réaction trop forte étant produite, une faiblesse extrême en résulte, bientôt suivie d'une mort tran-
quille. Avec l'emploi de ce moyen, il faut y joindre
une température convenable de la chambre, et surtout avoir soin d'éviter d'une part la froideur et de
l'autre une trop grande élévation de température.
De même, autant il est nécessaire de couvrir suffi-
samment le malade, de même l'excès de couverture
est nuisible, en provoquant une sueur trop forte,
qui épuise les forces, sueur qui dans cette circonstance n'est pas *vitale*.

26. Quelquefois, après l'application du cautère,
la réaction qui s'établit ne dure que peu de temps,
et la gravité s'accroît de nouveau et entraîne la perte
du malade. Alors le pouls reste fréquent, serré, extrêmement mou, faible, même imperceptible, une
sueur d'expression inonde le cholérique. Dans cette
circonstance, une ou deux heures après la première
cautérisation, il faut en faire une seconde : j'ai trouvé
très-avantageux de passer le fer chaud sur les plexus
nerveux, au-dessus et au-dessous des clavicules, à
l'aine, sur le trajet du nerf crural, du nerf pneumo-
gastrique.

27. Mais si le Choléra-morbus est parvenu à la
seconde variété du deuxième degré, c'est-à-dire,
que si le malade est froid, glacé, les extrémités, la
figure violettes, la respiration rare et suspirieuse,
et si cet état dure depuis plusieurs heures, il y a peu

d'espoir, et, chose bien remarquable, la peau rubé-
fiée présente des taches qui sont d'un gris ardoisé,
au lieu d'être rosé. Le gris ardoisé est donc un
mauvais signe.

28. Si les malades doivent guérir, les signes que
j'ai indiqués se manifestent, et presque tous se plai-
gnent de douleurs, d'embarras, même de chaleur à
l'estomac. Cette douleur n'est nullement améliorée
par les sangsues, les opiacés les calment quelquefois,
le moyen qui m'a paru le plus utile, est l'application *loco dolenti* d'un cataplasme synapisé.

29. Dans la convalescence, la constipation et la
rareté des urines, sont d'un heureux augure, et ne
doivent pas être combattues. Pour éviter les rechutes,
qui sont *fréquentes* et *faciles*, il est indispensable
de suivre un régime convenable. Le médecin doit le
prescrire, car si les forces musculaires sont bien di-
minuées, l'estomac, également débilité, ne digère
que difficilement. Le vin de Madère, ou tout autre
conviennent et sont utiles.

30. Écrites à la hâte, ces considérations exige-
raient de plus amples développemens, plus tard je
m'en occuperai. Je voulais ici donner la théorie du
Choléra-morbus. Cette théorie est le résultat de ma
pratique ; elle repose sur un grand nombre de faits,
et comme je n'ai perdu *aucun malade*, la médication que je suis est donc préférable. La simplicité et
la facilité de son exécution permettent de l'employer
toujours et partout, et toujours avec succès.